ESSAI

D'UN NOUVEL ANESTHÉSIQUE

LE BICHLORURE DE METHYLÈNE

PAR

G. TOURDES

PROFESSEUR A LA FACULTÉ DE MÉDECINE

ET

HEPP

PHARMACIEN EN CHEF DES HOSPICES CIVILS DE STRASBOURG.

L'annonce d'un nouvel anesthésique est toujours un événement médical ; est-ce un progrès dans la voie qui a conduit à des résultats si merveilleux? Le moyen proposé est-il supérieur, égal, inférieur aux autres ? Même à valeur égale, la possession d'un nouvel agent de cet ordre n'est pas un fait indifférent ; des nuances dans l'action peuvent répondre à des indications spéciales et il est utile que l'art possède plus d'un moyen d'arriver au même but.

Voici le court historique[1] de la question. Par l'action du

---

[1] *Gazette des hôpitaux :* Le bichlorure de methylène, nouvel agent anesthésique, 10 décembre 1867. — *Gazette hebdomadaire de médecine et de chirurgie ,* 1868, n° 6, p. 92 : Sur le bichlorure de methylène considéré comme anesthésique général par M. Richardson. — Compte rendu d'une leçon de M. Richardson, d'après le *Medical Times and Gazette*, n° 905, novembre 1867.

chlore sur les composés du methyle, il se forme des dérivés du chlorure de methyle, dont un seul, le chloroforme, proposé par Simpson, est entré dans le domaine de l'art et a servi à répandre le bienfait de l'anesthésie. La série de ces corps est la suivante :

Hydrure de methyle	$C^2 H^4$
Chlorure de methyle	$C^2 H^3 Cl$
Bichlorure de methylène . . .	$C^2 H^2 Cl^2$
Chloroforme	$C^3 H Cl^3$
Tétrachlorure de carbone. . .	$C^2 Cl^4$

M. Richardson, conduit par l'analogie, a eu l'idée d'employer comme anesthésique le *bichlorure de methylène*. Il a d'abord fait des essais sur des pigeons, qui sont facilement influencés par les substances de ce genre; il a vu qu'il se produisait une anesthésie rapide et complète que l'on pouvait prolonger sans péril. La résistance à la mort lui paraît représentée par le chiffre 5 pour le tétrachlorure, par 9 pour le chloroforme, par 14 pour le bichlorure de methyle.

Le 28 septembre 1867, M. Richardson expérimente sur lui-même; il trouve les vapeurs du bichlorure agréables et peu irritantes; l'assoupissement se produit sans être accompagné de sensations pénibles. Alors le nouvel anesthésique est introduit dans la pratique chirurgicale. M. Spencer-Wels l'emploiè avec succès pour cinq opérations, dont quatre d'ovariotomie; M. Peter Marshall communique à la Société médicale de Londres les résultats de cinq autres opérations, ovariotomie, résection de la mâchoire inférieure, où le bichlorure de methyle a rendu les mêmes services que le chloroforme. On a fait usage d'un appareil qui consistait en un morceau de parchemin monté sur un petit châssis de bois et garni de charpie; on y verse d'abord 2 drachmes (7^{gr},76) de bichlorure, et on l'applique sur la bouche; puis toutes les 5 minutes on ajoute 1 drachme (3^{gr},88) environ de cette substance; 3 1/2 minutes à 7 minutes suffisent pour endormir le malade. L'anesthésie a été prolongée jusques à trois quarts d'heure, et dans un cas le sommeil a duré 27 minutes après l'opération. M. Richardson conclut que le bichlorure de methylène a une action aussi profonde et plus rapide que celle du chloroforme; qu'il exige des doses plus considérables dans la proportion de 6 à 4; que la période d'excitation manque presque; que le narcotisme est persistant et facile à entretenir; que le réveil est subit et non pénible: il attribue à cette substance plus d'innocuité qu'au chloroforme, et il croit que ce nouvel agent tiendra une place importante dans le domaine de l'art. Nous n'avons pas appris que cet anesthésique ait encore été expérimenté en France.

Nous avons cru utile d'essayer une substance qui semble promettre de pareils résultats; avant qu'elle soit appliquée dans la pratique médicale, nous avons voulu nous rendre compte de la nature et de l'intensité de son action. Ces expériences ont été faites sur des animaux, sur un chien et sur des lapins; elles ont mis en évidence les propriétés anesthésiques du bichlorure de methylène, et nous ont permis de les comparer à celles du chloroforme, de l'amylène et de l'éther.

Ces recherches faites et l'innocuité du bichlorure de methylène étant acquise comme analogue à celle du chloroforme, M. le docteur Sarazin, professeur agrégé de la Faculté de médecine, à la disposition duquel cette substance a été mise, a employé avec succès, le 13 février, le bichlorure de methylène, comme moyen anesthésique, dans une opération chirurgicale dont nous rendons compte.

Voici les résultats de nos recherches:

1° *Caractères physiques et chimiques du bichlorure de methylène.* M. Hepp a fait venir de Londres 500 grammes de bichlorure de methylène. Le liquide qui nous a été envoyé a une densité de 1,344 à 18 degrés de température; son point d'ébullition est 30°,5. Le tableau suivant montre à ce point de vue les différences qui existent entre les principaux anesthésiques :

	Densité du liquide à +18°	Point d'ébullition.	Densité de la vapeur.
Chloroforme	1,480	61°,0	4,199
Bichlorure de methylène .	1,344	30°,5	3,012
Tétrachlorure de carbone.	1,560	77°,0	5,240
Éther sulfurique . . .	0,720	35°,6	2,560
Amylène	0,661	20 à 35°	2,380

Le bichlorure de methylène se rapproche du chloroforme par sa densité ; il s'en éloigne par le point d'ébullition, qui a de l'analogie avec celui de l'amylène. La température du corps hâte naturellement le dégagement des vapeurs, mais l'évaporation n'a pas été, comme pour l'amylène, jusqu'à couvrir de cristaux congelés l'éponge imbibée du liquide. En dirigeant un jet de bichlorure de methylène sur la cuvette d'un thermomètre à minima, on obtient un abaissement de température de — 7°,2 et le thermomètre se couvre aussi de petits glaçons. Avec le chloroforme ce n'est que + 4° ; avec l'éther absolu le thermomètre descend à — 10°,6, et à 15°,6 avec l'amylène ; l'éther composé du docteur Richardson (*compound anœsthetiq œther for producing local anœsthesia*, formule non publiée), produit un abaissement de température de — 19°,2.

Abaissement de température produit par le jet du liquide sur un thermomètre à minima.

(Température de la pièce + 14°.)

Chloroforme	+ 4°,0
Bichlorure de methylène . . .	— 7°,2
Éther absolu	— 10°,6
Amylène	— 15°,6
Éther composé de Richardson. .	— 19°,2

Ces données peuvent être utilisées pour l'anesthésie locale.

L'amylène détermine un abaissement de température plus considérable que les autres anesthésiques connus. Mais l'éther composé de Richardson (formule non publiée) produit des résultats plus remarquables encore : il fait descendre le thermomètre à — 19°, au lieu de — 15° pour l'amylène et de — 10° pour l'éther. La densité de cet éther composé est de 0,646.

Le bichlorure de methylène est un liquide neutre, incolore, volatile, d'un point d'ébullition fixe et qui ne laisse aucun résidu par l'évaporation. Son odeur a beaucoup d'analogie avec celle du chloroforme; elle est un peu plus douce, moins pénétrante, elle n'irrite pas la gorge, elle est agréable, mais elle n'est pas aussi suave que celle d'un chloroforme bien préparé.

2° *Inflammabilité du produit.* Le bichlorure de methylène a l'inconvénient d'être combustible, mais il l'est beaucoup moins que l'éther et que l'amylène; il prend feu au contact d'un corps enflammé, mais il ne continue pas à brûler; les vapeurs d'acide carbonique, d'acide hydrochlorique et de chlore qui s'en dégagent, éteignent rapidement la flamme du liquide et celle de l'allumette que l'on en a approchée. Une éponge imbibée d'éther brûle avec une flamme éclatante, qui ne s'éteint qu'après que l'éther est entièrement consumé. Imbibée d'amylène, l'éponge donne une flamme plus rouge, fuligineuse, qui continue à brûler; avec le bichlorure de methylène, le liquide versé sur l'éponge s'enflamme et produit une lumière assez vive qui s'éteint promptement; si l'on approche de nouveau l'allumette, l'éponge donne une nouvelle flamme qui cesse bientôt comme la première. Une éponge imbibée de chloroforme ne s'enflamme pas; si au moyen d'une mèche de lampe on fait brûler du chloroforme, la flamme a une teinte verdâtre.

On peut aussi allumer la vapeur du bichlorure de methylène en tenant l'allumette à une petite distance du liquide, mais la flamme produite s'éteint aussitôt avec celle de la bougie.

Nous avons cherché à enflammer l'haleine d'un animal anes-

thésié par le bichlorure de methylène, mais sans y réussir.
L'air expiré, dirigé sur une bougie, rendait la flamme fumeuse
et ternissait son éclat. Si l'air expiré traversait de nouveau le
linge chargé de bichlorure, on pouvait l'enflammer à une petite distance du linge, mais la flamme, très-faible, s'éteignait
à l'instant.

Nous avons fait injecter 3 grammes de bichlorure de methylène dans la veine jugulaire d'un lapin, en dirigeant l'injection du côté du cœur; l'haleine essayée ne brûlait pas, mais
il se formait au contact de la bougie une vapeur noire, qui sen-
tait l'acide chlorhydrique et qui rougissait le papier de tourne-
sol. Avec l'amylène, après l'injection dans la jugulaire, chaque
expiration donne une vapeur qui brûle avec éclat à l'approche
d'un corps en ignition. Le bichlorure de methylène est donc
beaucoup moins combustible que l'amylène et que l'éther et il
est loin d'exposer, au même degré que cette dernière substance, aux accidents qui se sont produits pendant les anesthésies imprudemment faites à la lumière artificielle.

3° *Mode d'expérimentation*. Les expériences ont été faites sur
un chien et sur des lapins. L'application de l'anesthésique a
été effectuée de deux manières. Dans la première, on versait
la substance sur un petit linge placé au fond d'une calotte de
caoutchouc, largement ouverte et permettant l'accès facile de
l'air; c'était l'équivalent de la compresse employée pour le
chloroforme. La calotte était approchée de la bouche et des
narines de l'animal, de manière à ne pas intercepter la respiration. Dans le second procédé, nous nous sommes servis
d'une bourse ou capuchon en caoutchouc, dans lequel on in-
troduisait la tête de l'animal; cette poche se terminait par un
prolongement tubulaire, qui permettait à l'air extérieur d'y
pénétrer et qui donnait la facilité d'examiner l'air expiré. On
plaçait dans la poche un morceau de linge, sur lequel était
versé le bichlorure. L'appareil était pesé avant et après l'anesthésie, de sorte que l'on connaissait le poids de la substance

évaporée. L'animal étant ainsi placé dans des conditions toü-
jours semblables, on pouvait étudier l'effet des doses avec une
certaine rigueur et comparer plus exactement les effets du bichlorure avec ceux des autres anesthésiques. Le second procédé donnait des résultats plus rapides que le premier; il exi-
geait beaucoup moins de substance, mais il exposait à perdre
l'animal, si le capuchon n'était pas promptement enlevé dès
que l'anesthésie était produite.

4° *Quantité de bichlorure employée.* Avec le premier procédé,
usant largement de la substance, nous avons consommé environ 15 grammes de bichlorure pour des anesthésies prolon-
gées pendant vingt à trente minutes; 10 grammes de chloroforme avaient été employés dans les mêmes conditions. Pour
l'anesthésie du chien on a consommé 35 grammes de bichlorure de methylème. Mais usant ensuite de la substance avec
plus de ménagement et à l'aide du capuchon, 4 grammes ont
suffi pour une longue anesthésie, le capuchon ayant été plusieurs fois enlevé et remis; nous avons réussi ensuite à ame-
ner le sommeil avec 2 grammes, 1 gramme et $0^{gr},50$ de cette
substance. Ce sont à peu près les doses du chloroforme, qui,
pour la même quantité, nous a paru cependant agir avec plus
de rapidité; ces doses sont très-inférieures à celles qu'exigent
l'amylène et l'éther.

5° *Invasion.* L'animal résistait avec énergie; il criait souvent; puis il tombait sur le flanc, sans être encore endormi ni
insensible; des frémissements musculaires, des secousses con-
vulsives, un peu de raideur n'ont pas été rares. Il y avait évi-
demment une période d'excitation, dont la durée et l'intensité
variaient suivant le manuel opératoire. Avec le procédé som-
maire, l'agitation, d'abord violente, était brusquement calmée.

Le temps nécessaire pour produire l'anesthésie a été, avec
le linge dans la calotte ouverte, de 9 minutes à 3 minutes pour
les lapins, de 5 minutes pour le chien, qui pesait 12 kilo-
grammes et a violemment résisté. Avec le capuchon, les lapins

s'endormaient en 2 1/2 minutes, 2 minutes, 1 1/2 minute ; dans un cas, 35 secondes ont suffi. Quand l'animal avait été soumis à des anesthésies successives, ainsi qu'on l'observe pour les autres substances, il s'abattait plus rapidement. Nous avons pu produire avec le bichlorure des effets aussi prompts qu'avec le chloroforme. En ce qui concerne l'intensité de l'agitation et du malaise dans cette période initiale, il nous a été difficile d'établir une différence bien tranchée; l'excitation cependant nous paraît plus prononcée avec le bichlorure de methylène.

6° *Anesthésie.* Après l'agitation, l'animal tombait sur le flanc, puis il s'endormait, sans être d'abord complétement insensible; il y avait des tremblements, des secousses; la respiration était accélérée; la résolution musculaire s'établissait ensuite et l'anesthésie était complète; on l'amenait facilement à un degré aussi absolu que par le chloroforme. L'animal, flasque et insensible, pouvait être manié, opéré sans douleur.

Nous avons recherché combien de temps le sommeil pouvait se prolonger par une seule impulsion, sans être entretenu par des inhalations successives. Nous avons constaté les durées suivantes : 1 minute, 2 minutes, 3 minutes, 7 minutes et 9 minutes, ce qui a été la plus longue durée. Pour le chien, le sommeil s'est prolongé 6 minutes. L'expérience ayant été répétée avec le chloroforme, le sommeil produit en une fois a été de 5 minutes et de 13 minutes. L'impulsion donnée par le bichlorure paraît donc un peu moins durable que celle du chloroforme, mais elle se prolonge beaucoup plus que celle de l'amylène et de l'éther. Avec l'amylène, une ou deux minutes suffisent pour le réveil.

Nous avons vu une fois deux sommeils successifs se produire sous l'influence d'une même dose; au bout de 7 minutes, l'animal s'est réveillé, pour se rendormir de nouveau, pendant 4 ou 5 minutes.

En répétant les inhalations à 2 ou 3 minutes d'intervalle,

on peut prolonger l'anesthésie, comme avec le chloroforme ; avec trois ou quatre renouvellements de la dose, nous avons pu faire durer le sommeil 15 à 25 minutes, en ayant soin d'appliquer la compresse dès que l'animal commençait à revenir à lui. Avec une application prudente on ne courrait aucun danger, et il est évident qu'on aurait pu continuer bien plus longtemps l'expérience, comme avec les autres anesthésiques.

Les symptômes observés pendant le sommeil, qui était plus ou moins profond, suivant l'épuisement de l'action de la dose, ont été presque toujours une accélération notable de la respiration et de la circulation. Nous avons eu fréquemment, chez les lapins, 92, 100 respirations et au delà par minute ; d'autres fois la respiration était à 72, à 60, à 44, à 40. Chez le chien elle s'est maintenue à 20 et à 18, accompagnée d'un ronflement très-sonore ; le pouls était à 120. Les battements du cœur ont été souvent tumultueux.

Pendant le cours de l'anesthésie, nous avons fréquemment observé un retour de contractions musculaires et de tremblements convulsifs.

7° *Mode de rétablissement.* Le réveil était prompt, mais l'animal se rétablissait avec assez de lenteur quand l'anesthésie avait été répétée et prolongée. Il revenait à lui, il était sensible, encore couché sur le flanc ; puis il se remettait sur ses pattes, mais il restait affaissé, sans pouvoir marcher ; le train de derrière surtout était affaibli ; l'agitation continuait pendant quelque temps. Il y avait ici des différences individuelles assez notables : un quart d'heure, une demi-heure et plus ont été nécessaires pour le rétablissement complet.

8° *Innocuité.* On pouvait anesthésier l'animal, brusquement ou lentement, sans le faire périr. Le sommeil a été prolongé près d'une demi-heure par l'administration répétée du bichlorure, et l'animal n'en éprouvait point de dommage ; on aurait pu aller bien au delà. Le rétablissement semblait complet, mais un lapin anesthésié plusieurs fois a paru souffrir ; le chien

s'était remis promptement. Comme pour le chloroforme, l'a-
nesthésie se prolongeait sans péril, à la condition que l'application du remède fût faite avec prudence et ménagement.

Le danger de l'anesthésie provient moins de la substance
elle-même que de l'état dans lequel est placé le malade ; quel
que soit l'anesthésique employé, la vie n'est jamais, sans péril,
ramenée aussi près de son minimum ; aussi longtemps que,
pour supprimer la sensibilité, il faudra éteindre la motilité et
menacer ainsi la respiration et la circulation, la mort se pré-
sentera comme une des éventualités de l'opération. La dose, le
mode d'administration, la contre-indication influent bien plus
sur le résultat fatal que la nature de la substance employée.

9° *Genre de mort.* Les lapins étaient tués aussi facilement par
le bichlorure de methylène que par le chloroforme. On place
dans le capuchon 2 grammes de bichlorure ; le lapin est anesthésié en 2 minutes ; en 3 minutes il est mort ; 1 gramme de
substance s'était évaporé. Pour un autre lapin on emploie
1 gramme de bichlorure : au bout de 2 minutes, l'anesthésie
est complète, et bien qu'on retire le capuchon, l'animal succombe 1 minute après, en 3 minutes comme le précédent. La
pesée de l'appareil montre que $0^{gr},50$ de bichlorure seulement
ont été consommés. Deux grammes de chloroforme sont versés
dans le capuchon d'un très-fort lapin : en trois quarts de minute il est endormi ; il meurt en 2 minutes ; un peu plus vite
que par le bichlorure, 2 minutes au lieu de 3. Avec l'amylène on peut épuiser dans l'appareil l'action de 2, 4 et 6 grammes de substance ; l'animal dort tant que l'anesthésique est en
quantité suffisante ; il se remet dès que les vapeurs diminuent.
L'éther présente des résultats à peu près analogues à ceux de
l'amylène.

Le lapin auquel on avait injecté 3 grammes environ de bichlorure dans la veine jugulaire, a survécu pendant près de
10 minutes ; on a hâté la mort en l'anesthésiant par les voies
respiratoires.

La mort n'arrivait point pendant la période d'agitation ; elle succédait à la stupeur ; elle était précédée d'une accélération notable de la respiration, avec tumulte du cœur. L'animal était immobile et insensible ; il s'éteignait sans qu'on pût reconnaître l'instant précis où il cessait de respirer.

Les caractères anatomiques ont été : une congestion assez notable des poumons avec petites taches ecchymotiques à leur surface dans deux cas. A la suite de l'injection dans les veines, les poumons ont été pâles et sans ecchymoses. La distension emphysémateuse de quelques portions du poumon a été deux fois très-sensible ; la trachée a renfermé de l'écume. Le sang était abondant, liquide et mêlé de caillots dans le cœur droit ; abondant aussi et avec caillots épais dans le cœur gauche. Peu de sang et de faibles caillots dans le cœur du lapin dont la jugulaire avait été blessée. Le cerveau était à peine injecté, plutôt pâle. Le foie était brun. Un lapin tué par le chloroforme et examiné comparativement, offrait une très-notable congestion des poumons, du sang liquide et noir dans le cœur droit, liquide et rouge du côté gauche ; la différence de coloration entre les deux sangs était très-sensible.

L'élimination rapide du bichlorure rend peu probable sa décomposition dans l'organisme et la formation d'un produit nouveau ayant une action toxique.

Le genre de mort paraît être une asphyxie brusquement terminée par la syncope ; les résultats sont analogues pour le bichlorure de méthylène et pour le chloroforme.

10° *Injection sous-cutanée.* Nous avons pratiqué une injection sous-cutanée de bichlorure de méthylène sur un fort lapin. Un gramme n'a produit aucun effet. Au bout d'une douzaine de minutes, l'haleine avait l'odeur du méthylène, mais n'agissait pas sur la flamme d'une bougie. L'injection est portée à 7 grammes, sans résultat bien appréciable ; la respiration est à 120. Sept minutes après, 3 autres grammes sont injectés ; c'est une dose totale de 10 grammes ; alors éclatent tout à

coup des accidents graves; l'animal chancelle, tombe, se re-
lève, s'assoupit, se réveille, se débat, roule sur lui-même,
paraît éprouver un grand malaise; la respiration est à 72, puis
à 96; l'haleine a toujours l'odeur caractéristique. Cet état pénible dure trois heures, et l'animal succombe. Les symptômes
ont été différents de ceux que produit l'inhalation; l'agitation,
la douleur, le trouble de la motilité dominaient au lieu de l'insensibilité et de la stupeur. A l'ouverture du corps on a re-
marqué une vive rougeur des poumons avec taches ecchymotiques à leur surface, la coagulation du sang dans les deux
moitiés du cœur, une congestion du cerveau. Les téguments
offraient une vive rougeur aux points où avaient été faites les
injections de bichlorure.

11° *Action du bichlorure de methylène sur les muscles.* Lors-
qu'on injecte du chloroforme dans une artère, sur un animal
vivant ou peu après la mort, les muscles auxquels cette artère
se distribue sont pris instantanément d'une raideur analogue
à la rigidité cadavérique; ce fait intéressant avait été noté en
1849 par M. Coze, ancien doyen de notre Faculté. Avec l'éther
et l'amylène nous n'avons rien obtenu de semblable; le membre
injecté conservait sa souplesse. Nous avons recherché comment
le muscle se comporte sous l'action du bichlorure de methylène. Le liquide a été injecté par M. Jœssel, chef des travaux
anatomiques, dans l'artère iliaque droite d'un lapin. Aussitôt
le membre inférieur droit a été pris de la raideur caractéristique; les muscles se sont durcis, les doigts se sont écartés;
la rigidité de ce membre contrastait avec la souplesse du reste
du corps. L'injection a ensuite été dirigée dans l'artère cru-
rale gauche; le membre s'est raidi instantanément. Le bichlorure de methylène a donc sur les muscles une action identique
à celle du chloroforme. Ce caractère rapproche le bichlorure
de methylène du chloroforme, et le distingue de l'éther et de
l'amylène.

12° *Anesthésie provoquée chez l'homme. Observation de M. le docteur Sarazin.* Le 13 février 1868, à neuf heures du matin, M. le docteur Sarazin, professeur agrégé de la Faculté de médecine de Strasbourg, a fait usage du bichlorure de methylène pour déterminer l'anesthésie chez un militaire, âgé de vingt-cinq à vingt-six ans, qui devait subir l'opération de l'uréthrotomie interne. Ce jeune homme faisait un usage fréquent des boissons alcooliques; il avait déjà été chloroformé. L'opération a été faite à l'hôpital militaire, en présence de M. le docteur Tessier et de quelques élèves. Une certaine quantité de bichlorure de methylène a été versée sur une compresse pliée en rosette, comme on le fait pour l'administration du chloroforme; 60 grammes de bichlorure environ ont été employés et versés en trois ou quatre fois. La période d'excitation a été assez prolongée, puis le malade s'est endormi comme avec le chloroforme. Une personne non prévenue que l'on ferait usage d'un antre anesthésique, n'aurait vu aucune différence dans les effets et aurait cru à l'action du chloroforme. L'insensibilité a été complète, mais, du côté de la motilité, l'action a été plus lente à se produire; les adducteurs des cuisses n'ont été dans la résolution qu'un peu tard. L'opération a duré trois ou quatre minutes, pendant lesquelles le malade est resté endormi; vers la fin, le pouls est devenu petit et il y a eu une respiration stertoreuse. Le malade s'est réveillé deux minutes après l'opération, ce qui fait pour toute l'anesthésie neuf à dix minutes. Le réveil a été net, rapide, sans mal de tête, sans envie de vomir. Le malade, prévenu d'ailleurs qu'on faisait usage d'un chloroforme *anglais*, très-efficace, a déclaré qu'il s'en était trouvé beaucoup mieux que du chloroforme ordinaire, qui avait laissé chez lui un malaise consécutif.

Cette observation montre qu'une forte dose du médicament a été nécessaire pour produire l'anesthésie; une période d'excitation a existé; l'anesthésie a été complète; le réveil a eu lieu deux minutes après qu'on avait cessé les inhalations; ce court sommeil n'a déterminé aucun malaise.

Résumé et conclusions. Les faits principaux de ce travail se résument ainsi :

1° Le bichlorure de methylène a une odeur agréable, non irritante, analogue à celle du chloroforme, mais moins suave et un peu plus faible;

2° Cette substance est inflammable, mais beaucoup moins que l'amylène et que l'éther; sa flamme s'éteint d'elle-même par les vapeurs que la combustion produit;

L'haleine de l'animal anesthésié ne s'est pas enflammée au contact d'une bougie, même après l'injection de la substance dans les veines;

3° Le bichlorure de methylène produit une anesthésie rapide et complète;

4° La dose nécessaire est un peu supérieure à celle qu'exige le chloroforme;

5° L'anesthésie est précédée par une période d'excitation, dont la durée varie suivant le procédé d'inhalation;

6° Le sommeil anesthésique peut se prolonger pendant plusieurs minutes, sans être entretenu par une nouvelle dose du médicament;

Cette durée du sommeil par une seule impulsion est moindre qu'avec le chloroforme;

7° L'anesthésie peut être prolongée sans danger par des inhalations renouvelées à deux ou trois minutes d'intervalle.

8° Le réveil est assez prompt, plus rapide qu'avec le chloroforme, moins qu'avec l'amylène et l'éther; le rétablissement complet est précédé souvent d'agitation, de malaise, de tremblement musculaire et d'affaiblissement des extrémités postérieures, surtout quand l'anesthésie a été répétée et prolongée;

9° La mort, comme avec le chloroforme, est promptement occasionnée par la continuation des inhalations à haute dose, après que l'anesthésie a été produite;

La mort paraît être le résultat d'une asphyxie brusquement terminée par une syncope;

10º On a noté dans le cœur la coagulation du sang;

11º Le bichlorure de methylène, injecté dans une artère, détermine instantanément la raideur des muscles, comme le chloroforme, tandis que les muscles restent souples à la suite des injections d'amylène et d'éther.

12º Dans l'anesthésie pratiquée sur l'homme et qui a duré neuf ou dix minutes, le bichlorure de methylène a produit les mêmes résultats que le chloroforme, mais il a fallu une dose plus élevée de cette substance; la période d'excitation a été assez longue, le réveil a été prompt et n'a été suivi d'aucun malaise.

Il nous paraît résulter de ces faits que le bichlorure de methylène a une action analogue à celle du chloroforme, mais qu'il est un peu moins actif. La rapidité de l'anesthésie, la durée du sommeil et aussi le genre de mort le rapprochent de cette substance. La raideur des muscles par l'injection du bichlorure dans les artères est encore un point d'analogie. L'expérience apprendra s'il existe des différences dans les effets consécutifs.

Ce nouvel anesthésique a été introduit avec succès à Londres, dans la pratique chirurgicale; les expériences sur les animaux autorisent l'application de ce moyen à l'homme, avec toute la prudence qui doit entourer de pareils essais, et le succès obtenu à Strasbourg par M. Sarazin est une preuve de son efficacité. M. Richardson a rendu un service à la science en révélant l'action d'un anesthésique nouveau; mais le bichlorure de methylène est-il appelé à prendre une place importante dans le domaine de l'art? Sans devancer les leçons de l'expérience, il est permis d'en douter. Si cette substance avait été proposée avant le chloroforme, il en eut peut-être été ainsi; mais Simpson avait mis la main sur le meilleur numéro de la série des chlorures methyliques. Le bichlorure est un anesthésique du même ordre que le chloroforme et qui expose au même genre de péril; rien ne nous a paru lui donner la supériorité sur cette substance d'un maniement si facile et si sûr.

Voici notre conclusion :

Le bichlorure de methylène se range parmi les anesthésiques puissants; par l'énergie de son action, il se place à côté du chloroforme et un peu au-dessous; il est plus actif que l'amylène et que l'éther; c'est un anesthésique utile ajouté à ceux que la science possède déjà; mais nous n'avons pas reconnu à cette substance d'avantage particulier qui lui donne une supériorité sur le chloroforme; elle est inflammable et plus volatile, ce qui est un inconvénient; elle cause aussi la mort; peut-être conviendra-t-elle dans les cas où une anesthésie moins profonde est nécessaire, mais rien ne nous a paru assez saillant dans les propriétés du bichlorure de methylène pour lui mériter la préférence sur le chloroforme.

Strasbourg, typographie de G. Silbermann.